AF586436

CONJECTURES

SUR

L'ORIGINE OU L'ÉTYMOLOGIE

DU NOM DE LA MALADIE

CONNUE DANS LES CHEVAUX

SOUS

LE NOM DE FOURBURE,

AUXQUELLES ON A AJOUTÉ DES NOTES BIBLIOGRAPHIQUES
SUR QUELQUES ANCIENS OUVRAGES DE VÉTÉRINAIRE;

PAR M. HUZARD,

DE L'INSTITUT ROYAL DE FRANCE.

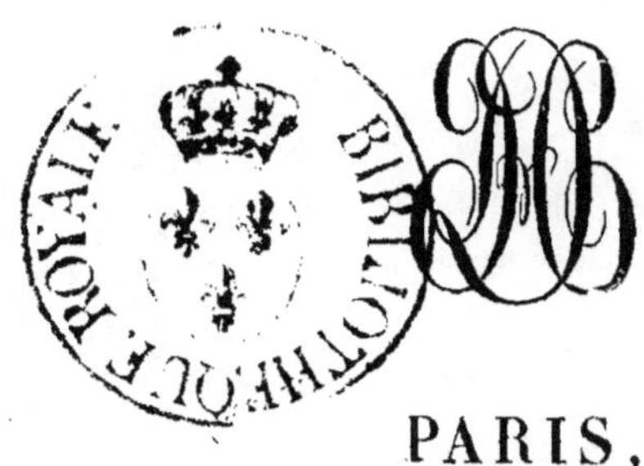

PARIS,

IMPRIMERIE DE MADAME HUZARD (née VALLAT LA CHAPELLE),
RUE DE L'ÉPERON, N°. 7.

1827.

CONJECTURES

SUR

L'ORIGINE ET L'ÉTYMOLOGIE

DU NOM DE LA MALADIE

CONNUE DANS LES CHEVAUX

SOUS

LE NOM DE FOURBURE.

CHABERT a dit, dans la description de la *fourbure*, insérée dans les *Instructions et observations sur les maladies des animaux domestiques*, tome II, deuxième partie, que les anciens vétérinaires et principalement *Apsyrte* et *Hiéroclès* ne l'ont imputée qu'à l'*orge* dont les chevaux étaient nourris, et qu'ils ne l'ont désignée que par le mot *hordeatio*, du latin *hordeum*, *orge*; il a cité l'ouvrage latin publié par *Ruel* en 1530, in-folio, sous le titre de *Veterina-*

riæ medicinæ, lib. II, sans indiquer que c'était une traduction du grec.

En reportant cette maladie dans le *Dictionnaire de médecine de l'Encyclopédie méthodique*, tome IV, je n'ai fait aucun changement à cet article; mais depuis je me suis livré à quelques recherches dont je crois devoir faire connaître aujourd'hui les résultats.

Apsyrte (Ἄψυρτος) et *Hiéroclès* (Ἱεροκλῆς) étaient Grecs : ils ont appelé la *fourbure* κριθίασις, *crithiasis*. *Hippocrate* (Ἱπποκράτης), qui fait aussi partie des vétérinaires grecs, lui a donné le même nom. Voyez Τῶν Ἱππιατρικῶν βιβλία δύω. *Basileæ*, 1537; in-4°, chapitres 7, 9; pages 33, 34, 41 (1).

Ce mot κριθίασις, *crithiasis*, vient de κριθή, *orge*, parce que les vétérinaires grecs regardaient l'emploi immodéré de l'orge (*hordeo saturari*) comme une des causes les plus fréquentes de cette maladie, et *Apsyrte* le dit positivement, page 33.

On lit dans les dictionnaires grecs κρι-

θίασις, *crithiasis*, *morbus equorum qui cruditatem ex avidiore* hordei *pastu contrahunt;* ce qu'ils ont sans doute pris dans les vétérinaires. Voyez *Brunfeld*, *Schrevelius*, etc.

Je ne crois pas qu'il existe de rapports entre le *κριθή* des Grecs et l'*hordeum* des Latins ; mais cette recherche serait au-dessus de mes forces et je passerai outre.

J. Ruel, en traduisant les manuscrits des vétérinaires grecs en latin, a appelé la maladie *hordeatio : crithiasis*, *quam hordeationem vocavimus*. Voyez *Veterinariæ medicinæ libri II*. *Parisiis*, 1530; in-folio, chapitres VII, IX; folio 13, 14, 16; *de hordeatione* (2).

La traduction italienne des mêmes vétérinaires, que nous devons à *Michele Tramezino*, imprimeur à Venise, a nommé la maladie *orzuolo*. Voyez *Opera della medicina de Cavalli composta da diversi antichi Scrittori*, *et a commvne vtilità*, *di greco in bvona lingva volgare ridotta*. *In Venetia*, *nel* 1543; in-8°, feuillet 25 et suivans ; chapitre VIII ; *di Apsyrto de l'orzuolo* (3).

J. Massé, dans sa traduction française, l'a nommée *l'orgée du cheval forbeu*, ou *hordéation, que les Grecs appellent crithiasin*. Voyez *L'Art vétérinaire, ou grande Marechalerie. Paris*, 1563; in-4°, chapitre VII, feuillet 21 verso, et suivans (4).

Un autre traducteur français des vétérinaires grecs, *J. Jourdin*, dit que cette maladie est appelée des Grecs *crithiasis*, des Latins *hordeatio*, et que les modernes appellent *fourbu* le cheval qui en est affecté. Voyez *la Vraye cognoissance du Cheval, ses maladies et remèdes. Paris*, 1647; in-folio, pages 32, 34 (5).

L'éditeur et le traducteur moderne de la *Vétérinaire d'Hippocrate* nomme également cette maladie *hordeatio* et *orzuolo*; il en indique l'origine dans une note, et renvoie à *Apsyrte* et à *Hiéroclès* pour la description. Voyez Ἱπποκρατους Ἱππιατρικα, *Hippocratis Veterinaria latine et italice reddidit ac notis illustravit*

Petrus Aloysius Valentini. Romæ, 1814; in-8°, pages 8, 9, 110 et 171 (6).

Enfin, *Aristote* (Ἀριστότελης), qui mérite bien de tenir une place avec les vétérinaires grecs, puisqu'il a écrit aussi sur les maladies des animaux, la nomme, comme *Apsyrte, Hiéroclès* et *Hippocrate*, κριθιᾷν; tous ses traducteurs latins *hordeatio*, et son traducteur français, M. *Camus, l'orge*. Voyez *Histoire des animaux d'Aristote. Paris*, 1783; in-4°, tome I, livre VIII, (XXIV, 29) pages 514 et 515, lignes dernières du texte et de la traduction (7).

Les Latins appelant *hordeum* la céréale que les Français appellent *orge*, quelques grammairiens, *Nicot*, entre autres, pensent que l'on devrait écrire *horge*, avec une *h*, pour conserver l'étymologie.

L'*H* aspirée dans *hordeum* y a remplacé l'*F*, ancien digamma éolique, signe d'aspiration, comme dans beaucoup d'autres mots latins. *Hordeum priùs fuit fordeum*. Voyez *Ger.-Joan. Vossii, Etymologicon linguæ latinæ*.

Robert Étienne, dans son *Thesaurus linguæ latinæ; Noël*, dans son *Dictionnaire latin-françois*, disent aussi *hordeum (antiq. fordeum)*; supprimant l'aspiration dans la prononciation du mot *orge*, on en a supprimé le signe dans l'écriture.

Je n'examinerai pas ici les rapports qui me paraissent exister entre l'*hordeum* des Latins, l'*orzo*, l'*orzuolo* des Italiens, et l'*orge* des Français; je me bornerai à ce qui est plus particulièrement l'objet de cette note.

Si on ajoute au témoignage des étymologistes les fautes ou les inadvertances des copistes, soit seuls, soit sous la dictée, qui auront lu ou entendu et écrit *forbeum*, au lieu de *fordeum*, en changeant le *d* en *b*, ce qui est très-facile dans l'audition et dans la prononciation, on aura aisément le mot français *forbeu* et tous ses dérivés.

Quant aux inadvertances des copistes, j'en ai une preuve sous les yeux dans un très-ancien manuscrit italien, in-folio, sur vélin, avec beaucoup de miniatures qui représentent des chevaux malades, et qui paraît être une version libre des vétérinaires grecs : on lit, chapitre VII, *trithiasis* au lieu de *crithiasis*, et le mot y est répété trois fois avec le *t*, qui aura été facilement substitué au κ grec ou au *c* français (8).

Au surplus, les vétérinaires grecs reconnaissaient aussi à la *fourbure*, comme les anciens vétérinaires latins et français, d'autres causes que celles de l'usage immodéré de l'*orge*, telles que la boisson froide lorsque l'animal avait chaud, et les marches forcées ; nos grammairiens ont recherché dans ces causes l'étymologie du nom de la maladie.

Nicot, dans son *Thresor de la langue françoyse*, dit que le cheval *forbeu* est celui qui est *abbrevé ayant trop chauld*, de l'adverbe *foris : quasi extra bibendi rationem potus*.

Borel, dans son *Trésor des recherches et antiquités gauloises et françoises*, dit que le cheval *forbu* est celui qui a bu ayant chaud et qui s'en trouve mal. Il fait aussi dériver le mot *fourbure* de *foras* et de *via*, *fourvoyé*, comme qui dirait hors de voie, le cheval fourbu étant hors d'état de cheminer.

Henri Étienne et le Père *Labbe* disent que ce mot a été fait de *for* et de *beu*, *cheval qui a beu à contre-temps*. *Ménage*, qui les cite tous deux dans son *Dictionnaire étymologique*, croit qu'il vient de *forimbutus*, *male imbutus*, *mal abrevé*.

Le *Dictionnaire de Trévoux* n'a fait que répéter ce qu'avait dit *Borel*.

Je m'arrête : je pourrais multiplier les citations, elles n'ajouteraient rien de plus à ce que j'ai dit. Il en résulte, je crois, que le mot français *fourbure* n'a point de rapport avec le *crithiasis* des vétérinaires grecs, et qu'il paraît évidemment venir de l'*hordeum*, *fordeum* des Latins.

On appelle aujourd'hui la *fourbure*, *podophyllite*.

NOTES BIBLIOGRAPHIQUES.

(1) *Texte des vétérinaires grecs de Grynæus.*

Cette belle édition du texte des vétérinaires grecs a six feuillets liminaires pour le titre, l'épître dédicatoire et la table, et 307 pages de texte ; elle a été imprimée à Bâle, aux frais de *Jean Valder*, et nous la devons à *Simon Grynæus*, ou *Grynée*, savant, né en 1493 à Véringen, village de la Souabe ; il professa les langues grecque et latine et les sciences à Vienne, à Bude, à Heidelberg, à Tubinge et à Bâle ; il mourut de la peste dans cette dernière ville, le 1er août 1541, à quarante-huit ans.

L'art vétérinaire et l'économie rurale ont plus d'une obligation à *Grynæus* ; nous lui devons non-seulement des notes sur *Platon*, sur *Aristote*, et plusieurs éditions d'anciens auteurs, mais encore la première édition du texte de la collection des agriculteurs grecs, qui contient aussi une partie des vétérinaires, et qui est intitulée Γεωπονικα, imprimée également à Bâle en 1539, aux frais de *Robert Winter*, petit in-8°, de vingt-quatre feuillets liminaires, pour le titre, l'épître dédicatoire et la table, et 551 pages de texte, y compris *Aristotelis de plantis*.

Je ne connais que cette seule édition de 1537 du texte des vétérinaires grecs, et elle est fort rare : M. *Vitet* ne la connaissait pas ; M. *Amoreux*, qui la cite dans sa *Seconde lettre sur la médecine vétérinaire ; Montpellier,* 1773; in-8°, page 17 (40), ne l'avait pas vue; *Bourgelat*, qui avait dans sa bibliothèque la traduction italienne, ne possédait pas l'original; *Haller,* qui a donné un extrait des vétérinaires grecs, d'après la traduction de *Ruel*, dans sa *Bibliotheca chirurgica ; Bernæ,* 1774; in-4°, tome I, page 99 et suivantes, et dans sa *Bibliotheca medicinæ practicæ; Bernæ,* 1776; in-4°, tome I, page 288 et suivantes, ne l'avait pas dans la sienne, et n'en parle que d'après des citations; il en indique une traduction allemande, de Nuremberg, 1575, in-folio, dont *Boehmer* dans sa *Bibliotheca scriptorum historiæ naturalis ; Lipsiæ,* 1786; in-8°, tome I, page 157, cite une première édition de 1570, aussi in-folio; M. *Amoreux* nomme le traducteur allemand *Grégoire Rechendorf,* sans indiquer de date (40). M. *Lastri,* dans sa *Biblioteca georgica; Firenze,* 1787; in-4°, page 94, cite la traduction italienne de *Tramezino,* la traduction latine de *Ruel,* et ne parle pas de l'édition originale.

Lipenius, dans sa *Bibliotheca realis medica; Francofvrti ad Mœnum,* 1679; in-folio, indique bien cette édition, en citant quelques ouvrages de vétérinaire (page 470), mais très-vraisemblablement il ne l'avait pas vue non plus, puisqu'il n'en indique pas l'éditeur, qu'il cite cependant ailleurs (page 244), comme éditeur d'autres ouvrages de médecine.

Mercklin, dans son *Lindenius renovatus ; Norimbergæ*, 1686, in-4°, cite à chacun des noms des médecins vétérinaires qu'il indique, l'édition de Bâle de 1537, et celle des Géoponiques de 1539, où ils se retrouvent; mais il ne nomme pas non plus *Grynœus*; ce ne peut être, parce qu'il n'était pas médecin, puisqu'il le cite aussi comme *Lipenius*. Est-ce qu'il n'aurait connu ces deux ouvrages que dans des citations? Ce qui me le ferait présumer, c'est qu'il n'indique qu'un petit nombre de médecins vétérinaires (dix-sept), et que la collection de 1537 en contient cinquante-deux, qui auraient pu trouver tous leur place dans l'ordre alphabétique de *Mercklin*, avec la formule banale qu'il emploie pour chacun : *De mulo medicina capita aliquot.* — *De re rustica fragmenta aliquot.*

Quelques personnes ont confondu la collection des *Vétérinaires* avec celle des *Géoponiques*. Un simple examen des deux collections aurait prévenu l'erreur; les traducteurs des premiers ne sont pas ceux des seconds, que nous devons à *Constantin César*.

(2) *Traduction latine de Ruel.*

Cette traduction latine des vétérinaires grecs a dix feuillets liminaires pour le titre, l'épître dédicatoire et la table, 120 feuillets chiffrés au recto seulement pour le texte, et six feuillets non chiffrés, contenant un vocabulaire des mots difficiles qui se trouvent dans l'ouvrage. *Jean Ruel*, à qui nous devons cette traduction, naquit à Soissons en 1474, fut doyen de la Faculté de médecine de Paris en 1508, médecin de François I, et mourut veuf et chanoine de l'Église de Paris, en 1537, à soixante-trois ans. Nous lui devons encore une foule d'autres traductions et d'éditions d'*Hippocrate*, de *Galien*, d'*Euclide*, de *Celse*, de *Pline*, de *Dioscoride*, d'*Actuarius*, etc., et un ouvrage de botanique (*De natura stirpium*), imprimé à Paris en 1536, in-folio, réimprimé un grand nombre de fois.

C'est par l'ordre de François I, et sur les manuscrits des vétérinaires grecs qui sont à la Bibliothèque du roi, que *Ruel* publia sa traduction; c'est un véritable service qu'il a rendu à la science et aux lettres. Elle est dédiée à François I, représenté à cheval dans une grande vignette en bois qui décore le titre, et datée de Paris, VIII des kalendes d'avril 1528. On lit au bas du feuillet 120 recto : *Parisiis, ex chalcographia Lvdovici Blavblomii Gandavi, impensis Simonis Colinæi.* MDXXX. Le vocabulaire est d'un *Petrus Ruellius*, sans doute l'un des fils de *Ruel*, car il eut plusieurs enfans auxquels il donna une très-bonne éducation ; ce vocabulaire est, ou en tête, ou à la fin du volume, dans les exemplaires qui m'ont passé sous les yeux ; il me paraît mieux placé en tête.

Les exemplaires de la traduction de *Ruel* ne sont pas aussi rares que ceux de l'édition originale de *Grynæus*; cependant ils ne sont pas communs. Je n'en connais que cette seule édition, qui est fort belle, comme tout ce que nous devons à *Simon de Colines*; j'en ai sous les yeux un exemplaire grand papier, lavé et réglé.

Je dois dire cependant que *Haller* en indique deux autres éditions ; l'une de Bâle, 1537, in-4°; l'autre de Lyon, 1571, in-folio ; que *Boehmer,* en indique aussi une de Paris, 1547, in-folio, et copie *Haller* pour les précédentes ; mais il est évident que l'édition de 1537 est celle de *Grynæus,* et comme je n'ai trouvé les autres indiquées par aucun bibliographe, ceux qui ont copié *Haller* exceptés, et qu'il ne les avait pas dans sa bibliothèque, j'ai tout lieu, jusqu'à présent, de douter de leur existence.

M. *Vitet,* qui ne connaissait pas les vétérinaires grecs, puisqu'il regardait *Végèce* comme le plus ancien de ceux qui avaient écrit sur cette science, et qui ne soupçonnait pas que l'ouvrage de *Ruel* fût une traduction, l'a fort mal traité dans sa *Médecine vétérinaire*, tome III, *analyse des auteurs,* page 37 et suivantes ; je crois l'avoir suffisamment justifié ailleurs et je ne reviendrai point ici sur ce que j'ai dit à ce sujet, dans les *Instructions et observations sur les maladies des animaux domestiques*, tome V, quatrième partie, page 408 et suivantes de la troisième édition.

(3) *Traduction italienne de Tramezino.*

Michel Tramezino est un de ces imprimeurs italiens auxquels la science vétérinaire et l'économie rurale sont aussi redevables de bonnes traductions ; non-seulement il a fait traduire et imprimer à ses frais en italien la collection des vétérinaires grecs, mais il a également fait traduire du latin et imprimer, à la même époque, du même format et dans la même langue, l'*Hippiatrique de Laurent Rusé*; en 1544, *la Médecine des chevaux de Vegece*, et les XII livres de *Columelle, De re rustica*; en 1557, de l'espagnol, l'*Agriculture de Herrera*, in-4°, avec de bonnes figures en bois, etc.

La première édition de sa traduction italienne des vétérinaires grecs, de 1543, a 207 feuillets chiffrés au recto seulement pour le titre, le privilège de Paul III, Souverain Pontife, celui du Sénat de Venise, l'épitre dédicatoire de *Tramezino* et le texte, et cinq feuillets non chiffrés à la fin pour la table des chapitres : l'édition a été terminée au mois de mars, et le privilège est pour dix ans.

Haller l'a mal indiquée, dans sa *Bibliotheca medicina*, par erreur typographique, 1343.

La seconde édition, de 1548, avec l'*Hippiatrique de Laurent Rusé*, de la même année, est aussi petit in-8°, de 181 feuillets chiffrés au recto seulement pour les pièces liminaires et le texte, et six feuillets non chiffrés pour la table des chapitres, le registre et la vignette de l'imprimeur (la Sibylle), sur un feuillet séparé, à la fin; elle est sous le même privilège et a été achevée d'imprimer au mois de mai.

Une autre édition de la même traduction a paru : *Nuouamente da molti errori corretta, et ristempata. In Venetia appresso P. Gironimo Giglio, e compagni. M. D. L. IX*, aussi petit in-8°, de 184 feuillets, chiffrés au recto seulement pour le texte, et six feuillets non chiffrés à la fin, pour la table et la vignette, aussi sur un feuillet séparé, et au bas duquel est la souscription de l'imprimeur. On a supprimé de cette édition les pièces liminaires, et parmi les erreurs corrigées on ne peut compter celle qu'offre le titre du premier chapitre : on y lit *Apsytro* pour *Apsyrto*.

Cette traduction, malgré les éditions que je viens d'indiquer, est rare en France, et même aujourd'hui en Italie; *Vitet* n'indique que la troisième, sous la date de 1547, et il la proscrit sans l'avoir vue, ainsi que je l'ai dit dans le tome V des *Instructions et observations sur les maladies des animaux domestiques* déjà cité. J'ai dit aussi, note (1), page 12, que *Bourgelat* l'avait dans sa bibliothèque; elle est annoncée dans son catalogue sous le n°. 311, avec *Laurent Rusé, in Venegia*, 1549; ce qui indiquerait ou une nouvelle édition, ou une suite du tirage de 1548, comme cela arrivait souvent, ou une erreur de date dans le catalogue. *Amoreux* n'a cité que la première et la troisième édition, celle-ci sous la même date de 1549 (40), et plus loin sous celle de 1547, d'après *Vitet* (52); *Lastri* ne cite que les deux dernières, page 94.

(4) *Traduction française de Massé.*

La traduction de *Jean Massé,* docteur en médecine, est faite sur celle en latin par *Ruel*, il y a ajouté un troisième livre de sa façon sous le titre de *Promp-*

tuaire, et des *Annotations* : elle a 174 feuillets, chiffrés au recto seulement, pour le titre, l'épître dédicatoire, l'avis au lecteur et le texte, et dix feuillets non chiffrés, à la fin, pour les annotations, la table et le privilège du roi. Elle a été imprimée aux frais de *Charles Perier*, libraire à Paris, auquel nous devons aussi la publication de la traduction française de *L'Écvirie de Federic Grison*, imprimée en 1559; celle de *La Médecine des cheuaux de Vegece*, de *La Mareschalerie de Lavrent Rvse*, en 1563; de *La Manière de bien embrider, manier et ferrer les chevavx*, *par Cesar Fiaschi*, en 1564; toutes in-4°, réimprimées un assez grand nombre de fois depuis, soit par *Charles*, soit par *Thomas* ou *Adrian Perier* ses fils, soit par *Guillaume Auvray*, son gendre. Cette maison *Perier* avait pour enseigne, et pour vignette du titre de ses ouvrages, *Bellérophon* monté sur le cheval Pégase et combattant la Chimère.

Je ne connais qu'une édition de la traduction française de *Massé*, et elle est assez rare. M. *Vitet* ne l'a point connue ; M. *Amoreux*, qui ne l'avait pas vue, l'a mal indiquée (42), et on ne la trouve pas dans le *Catalogue de la bibliothèque de Bourgelat*, qui était si riche en livres d'art vétérinaire. Je n'ai rien pu apprendre sur le traducteur, qui se désigne comme médecin champenois, en tête des deux premiers livres et des annotations; je vois seulement, par son épître dédicatoire datée d'*Aucerre* le 20 septembre 1563, qu'il avait été *médecin ordinaire et domesti-*

que de feu messire *François de Dinteuille*, évêque d'*Aucerre*.

(5) *Traduction française de Jourdin.*

L'ouvrage de *Jean Jourdin*, docteur en médecine, a successivement paru sous trois titres différens : 1°. sous celui que je viens d'indiquer, mais beaucoup plus détaillé, chez *Thomas de Ninville* : trois feuillets liminaires, pour le titre-planche, le titre imprimé, l'avis au lecteur et l'extrait du privilège du Roi, pour sept ans, au nom de J. J. D. E. M., 126 pages de texte, quatorze feuillets pour l'explication des figures et la table, et 64 planches de l'anatomie du cheval, de *Ruini*, que *Jourdin* a jointes à son ouvrage ; 2°. *Le Parfait Cavalier, ov la vraye connaissance du cheval,..... Paris, Robert de Nain*, 1655 ; dédié à *M. Dv Vernet Dvplessis, escvyer du roi ;* trois feuillets liminaires pour le titre, l'épître dédicatoire, l'avis au lecteur, et un nouveau privilège du Roi, pour neuf ans, au nom de *Lovis Chamhovdry,* libraire : le surplus comme aux exemplaires de 1647 ; 3°. *Le Grand Mareschal, ov il est traité de la parfaite connaissance des chevavx,...... Paris, Estienne Loyson,* 1667, sans pièces liminaires, et sans indication, même abrégée, du nom de l'auteur, dans le titre.

L'épître dédicatoire de 1655 est signée collectivement par les libraires éditeurs *R. de Nain* et *L. Chamhovdry* ; une cession de ce dernier, au bas du second privilège le rend commun aux deux libraires ; il peut donc y avoir aussi, par le fait de cette cession, des exemplaires sous le nom de *Chamhovdry*.

Dans ce nouveau privilège, le nom de l'auteur, qui avait été mis en initiales seulement dans le précédent, comme sur les deux titres, se lit *Jean Jourdin médecin*, et j'ai dû le rétablir ainsi, quoique, jusqu'à présent, et avec tous les bibliographes, j'aie écrit *Jourdain*. Je n'ai pu rien recueillir sur ce médecin, que les Biographes de la médecine paraissent avoir passé sous silence ou oublié. Malgré le renouvellement du privilège et les trois dates, et quoiqu'on lise au bas du second privilège : *acheué d'imprimer pour la première fois* (ce qui devrait être la seconde) *le dernier iour d'auril* 1655, ces trois dates appartiennent à une seule et même édition in-folio, dans laquelle il n'y a eu de réimprimé, ou de supprimé, que ce que j'ai indiqué plus haut. On retrouve même dans quelques exemplaires des deux dernières dates le titre-planche de 1647.

Cet ouvrage n'est pas aussi rare que les précédens, et quoiqu'il manque depuis long-temps à la littérature médicale vétérinaire, la réimpression des titres, avec des changemens, prouve que les libraires qui en ont été successivement propriétaires ont eu besoin de recourir au moyen, trop connu dans ce genre de commerce, de rajeunir les ouvrages par de nouveaux titres pour les faire écouler. Au surplus, celui-ci peut remplacer, pour le plus grand nombre de nos vétérinaires, les originaux et les traductions dont nous venons de parler, qui ne se trouvent plus aussi facilement.

(6) *Hippocrate de M. Valentini.*

Notre *Hippocrate* est-il le même que celui auquel on a donné le titre de Père et de Prince de la médecine? Il ne m'appartient pas d'examiner, et à plus forte raison de décider une pareille question; je me bornerai à dire que, quoique *Chartier, Haller* et quelques autres éditeurs d'*Hippocrate* aient transporté dans leurs éditions ce que la collection de *Grynæus* nous offre, sous ce nom célèbre, qui concerne l'art vétérinaire, je pencherais volontiers pour la négative. Non-seulement il y a eu plusieurs médecins de ce nom, dont les Biographes ont parlé; mais il y a eu aussi des *Hippocrate* qui n'étaient pas médecins, et peut-être que le nôtre, dont il paraît qu'on n'a presque rien dit, n'était que vétérinaire ou écuyer. Au surplus, quel que soit cet *Hippocrate*, il nous appartient par son nom autant que par ses écrits : l'art vétérinaire tiendra toujours à honneur de le conserver dans ses fastes historiques, et très-vraisemblablement de l'avoir donné à la médecine humaine.

L'édition de notre *Hippocrate*, dont il est question ici, est un véritable monument élevé à sa mémoire et à la science, et dont les vétérinaires ne peuvent que savoir beaucoup de gré à *M. Valentini*, médecin en chef de l'hôpital du Saint-Esprit, à Rome, auquel nous la devons ; ils regrettent qu'il n'ait pas joint une version française à celles qu'il a publiées. Son édition, faite avec soin, est enrichie d'une savante préface et de notes latines intéressantes. Elle a xviij pages liminaires pour les titres et la préface, 238 pages pour le texte, les deux versions, les notes et les tables : elle est peu connue en France. L'exemplaire que j'ai sous les yeux est grand papier vélin.

M. Valentini a cité le texte grec donné par *Grynæus*, la version latine de *Ruel*, et la version italienne de *Tramezino* de 1543 ; mais il n'a pas parlé des éditions de cette dernière de 1548 et de 1559 ; il n'a rien dit, non plus, des versions françaises de *Massé* et de *Jourdin*, que peut-être il n'a pas connues.

(7) *Traduction française d'Aristote, par M. Camus.*

Aristote vivait postérieurement à *Hippocrate* et aux autres vétérinaires grecs ; c'est sans doute dans leurs écrits qu'il a puisé ce que nous lui devons sur la médecine vétérinaire dans son *Histoire des Animaux*.

M. *Camus* dit dans ses notes, tome II, page 203 : « La maladie qu'*Aristote* appelle *l'orge* ne serait-elle pas *le farcin* ? Il ajoute : C'est l'idée d'*Albert le grand* ; cependant *Gesner* la rejette » ; et il cite *Gesner de quadrupedibus viviparis, Francofurti*, 1620, *in equo, lit. C.*, sans indiquer la page ; mais la lettre C a 37 pages in-folio dans cette édition, et on sait quelles sont les pages de *Gesner*; elles forment un traité entier d'hippiatrique, dans lequel M. *Camus* aurait trouvé, pages 452, 453, tout ce qui est relatif à la *fourbure*, le *crithiasis* des vétérinaires grecs, auxquels *Gesner* l'aurait renvoyé et qu'il n'a point consultés, l'*hordeatio* des Latins, l'*orgée* des Français, les causes de cette maladie, etc.; et il se serait convaincu que l'*orge* n'est point le *farcin*.

(8) *Manuscrit sur vélin, de Bonifacio.*

Ce manuscrit mérite une description détaillée; je me bornerai aujourd'hui à dire qu'il est composé de 51 feuillets de beau vélin, qu'il est orné de 159 grandes miniatures dont le fond représente des chevaux malades et les causes qui occasionnent leurs maladies, lorsqu'il est possible de les représenter, surtout pour les maladies externes. Les accessoires, dont quelques-uns sont très-originaux et très-pittoresques, représentent des animaux venimeux ou dangereux, des plantes, des instrumens propres à administrer les remèdes, dirigés, le plus souvent, par des génies ou par des personnages allégoriques, très-grotesques, pour ne rien dire de plus. L'écriture, quoique ancienne et avec beaucoup d'abréviations, est correcte et lisible. L'ouvrage paraît être d'un *Messer Bonifacio,* calabrois, dont un autre manuscrit, aussi sur vélin et de la même main, se trouve dans le même volume.

Je copierai ici textuellement quelques lignes de la fin de ce manuscrit, pour en faire connaître l'auteur.

Finito e lo libro de Missere Bonifacio e translatato de gramatica e lectera greca in latina per frate maestro Antonio Dapera maestro in theologia in sciencia greca e altre scientie de lordine de li fra predicatori Loquale misser Bonifacio fazoui assauere e intendere chi fo e como fo e per che fe quisto tractato. Quisto missere Bonifacio fo medico phisico e cirosico ualentissimo e sufficientissimo homo philosopho e nigromante e archimista chiamato Maistro Bonifacio e fo gintilissimo e ricchissimo homo de lalta grecia de la calabria e dicese che in quillo tempo e in nāti che se recorda non fo piú ualente homo de quisto in le predicte scientie. . . . . . . lo Re Karolo (primo) lo fece suo caualieri de sua ppria mano. . . . . . . et fel lo maestro de tucte le soe racze e stalle. . . . . e cossi lo dicto misser Bonifacio posse nome a quisto so libro Bonifacio thesauri de caualli. . . . .

J'entrerai dans plus de détails sur ces ouvrages, et je les ferai connaître sous d'autres rapports que ceux qui intéressent la bibliographie, dans la *Bibliothèque analytique des ouvrages de vétérinaire,* qui m'occupe depuis long-temps, et pour la rédaction de laquelle j'ai rassemblé de nombreux matériaux, dont quelques échantillons isolés, mais encore insuffisans, ont déjà été publiés.

Avril 1827.

www.ingramcontent.com/pod-product-compliance
Lightning Source LLC
LaVergne TN
LVHW052023160826
845678LV00003B/1182

* 9 7 8 2 3 2 9 6 4 3 0 2 1 *